INAUGURATION

DU

MONUMENT J.-B.-A. CHAUVEAU

A

L'ÉCOLE NATIONALE VÉTÉRINAIRE

DE LYON

7 Novembre 1926

Extrait de la *Revue Vétérinaire*
et Journal de Médecine vétérinaire et de Zootechnie réunis,
Janvier 1927

TOULOUSE
IMPRIMERIE J. BONNET
2, Rue Romiguières, 2

1927

INAUGURATION

du

MONUMENT J.-B.-A. CHAUVEAU

à

L'ÉCOLE NATIONALE VÉTÉRINAIRE DE LYON

INAUGURATION

DU

MONUMENT J.-B.-A. CHAUVEAU

A

L'ÉCOLE NATIONALE VÉTÉRINAIRE

DE LYON

7 Novembre 1926

Extrait de la *Revue Vétérinaire*
et du Journal de Médecine vétérinaire et de Zootechnie,
Janvier 1927

TOULOUSE
IMPRIMERIE J. BONNET
2, Rue Romiguières, 2

1927

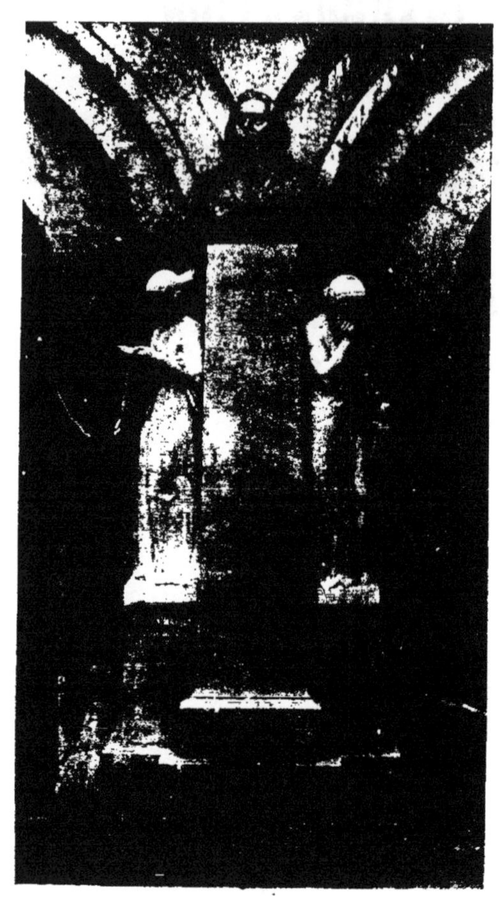

Monument de J.-B.-A. CHAUVEAU

1827-1927

A L'ÉCOLE NATIONALE VÉTÉRINAIRE DE LYON

INAUGURATION

DU

MONUMENT J.-B.-A. CHAUVEAU

A

L'ÉCOLE NATIONALE VÉTÉRINAIRE DE LYON

Le savant dont on va rappeler les si grands mérites, la carrière lourde de recherches et de travaux remarquables, le génie expérimental, a occupé une place si considérable que l'on s'explique l'empressement de tous ceux qui l'ont connu ou qui ont apprécié son œuvre à venir assister à l'inauguration de son monument. Le grand amphithéâtre de l'Ecole était comble. Le cortège officiel, qui s'était formé à la Salle du Conseil, s'est rendu, sous la conduite de M. Ch. PORCHER, Directeur de l'Ecole, d'abord devant le monument de CHAUVEAU dont le voile a été levé aux applaudissements de toute l'assistance.

Devant le monument, M. LESOURD, un agriculteur, a déposé alors un livre de marbre sur lequel sont gravés ces mots :

MODES DE PRÉPARATION DES VACCINS — VACCINATION CONTRE LE CHARBON	LES ÉLEVEURS FRANÇAIS RECONNAISSANTS AU PROFESSEUR J.-B.-A. CHAUVEAU

et s'est exprimé en ces termes :

Dans cette belle ville de Lyon, qu'administre avec tant d'autorité un Prince du Verbe, j'ai nommé : Le grand citoyen Edouard HERRIOT; dans cette brillante Ecole Nationale, véritable Panthéon de Gloire de la Médecine vétérinaire, aujourd'hui deux autels sont dressés : ce sont les Monuments du professeur Saturnin ARLOING et celui du professeur Jean-

Baptiste-Auguste CHAUVEAU, que des mains pieuses d'élèves, d'amis et de savants ont élevés.

Comme hier, pour le professeur Saturnin ARLOING « Le Fils spirituel », j'apporte aujourd'hui au professeur CHAUVEAU « Le Père spirituel », au nom des Eleveurs français, un tribut d'hommages et de reconnaissance, afin de démontrer aux professeurs des sciences vétérinaires que leurs patients travaux et leurs laborieuses recherches ne leur conquièrent pas seulement un jour, la Gloire, mais leur gagnent et leur ouvrent tout grands nos cœurs reconnaissants !

Par ses savants travaux sur les méthodes de vaccination, par ses merveilleuses recherches sur les vaccins contre le Charbon, le professeur Jean-Baptiste CHAUVEAU a bien mérité de l'agriculture et de l'élevage français !

Aussi, selon le vieil adage, puisque les professeurs Saturnin ARLOING et Jean-Baptiste CHAUVEAU sont morts, disons : « Vive ARLOING, Vive CHAUVEAU » et encore une fois, Messieurs, « Vive CHAUVEAU, Vive ARLOING, toujours dans nos cœurs ».

Le cortège se rend ensuite dans le grand amphithéâtre où les discours sont prononcés.

En l'absence de M. QUEUILLE, ministre de l'agriculture, M. Ed. HERRIOT, ministre de l'Instruction publique et des Beaux-Arts, député du Rhône, maire de Lyon, présidait la solennité. Il avait à sa droite, M. le Préfet VALLETTE, M. E. LECLAINCHE, inspecteur général des Ecoles vétérinaires, successeur de CHAUVEAU à l'Institut, délégué par M. le Ministre de l'Agriculture; M. PERRONCITO, ancien professeur à l'Ecole vétérinaire de Turin, délégué des Ecoles vétérinaires et de tous les vétérinaires de l'Italie; M. F.-X. LESBRE, directeur honoraire de l'Ecole vétérinaire de Lyon; à sa gauche, M. G. BARRIER, président du Comité, inspecteur général honoraire des Ecoles vétérinaires, membre de l'Académie de médecine et, à ce titre, son délégué; M. DEPÉRET, doyen de la Faculté des sciences, membre de l'Institut et délégué de l'Académie des sciences avec M. LECLAINCHE et M. GRIGNARD, directeur de l'Institut de chimie de Lyon; M. LÉPINE, doyen de la Faculté de médecine de Lyon dont le père, avec Chauveau, avait assisté à la naissance de cette Faculté et en avaient été les premiers professeurs; enfin, M. Ch. PORCHER, directeur de l'Ecole.

Derrière la table d'honneur nous avons le plaisir de signaler la présence de M. CAZENEUVE, ancien professeur de la Faculté de médecine; MM. les professeurs BARD, P. COURMONT, GUIART, délégué de l'Académie des sciences, belles-lettres et arts de Lyon, CADE, ROLLET, F. ARLOING, NICOLAS, ROQUE, de la Faculté de médecine de Lyon; M. le Dr MOUISSET, médecin honoraire des hôpitaux de Lyon; M. RODET, ancien professeur à la Faculté de Médecine de Montpellier; tous les professeurs de l'Ecole, MM. CADÉAC, BALL, DOUVILLE, MAROTEL, CUNY, JUNG, BASSET, LETARD et les chefs de travaux, MM. PORCHEREL, AUGER, LOMBARD, TAPERNOUX, TA-

GAND, M. le professeur E. NICOLAS, directeur de l'Ecole vétérinaire d'Alfort, et M. le professeur LAFON, remplaçant M. le professeur BESNOIT, directeur de l'Ecole vétérinaire de Toulouse, qui étaient les délégués de leurs Ecoles. M. le professeur NICOLAS, d'Alfort, était, en outre délégué et de l'Université italienne de Pérouse, et des Facultés vétérinaires de Montevideo et de La Plata (République Argentine); M. le professeur MAIGNON, de l'Ecole vétérinaire d'Alfort, délégué de la Société Centrale de médecine vétérinaire et de la Société de pathologie comparée; M. EVEN, délégué de la Société de médecine vétérinaire pratique; M. BRETON, président du Syndicat national des vétérinaires de France et des colonies; M. le vétérinaire principal TASSET, représentant M. le général PHILIPOT, gouverneur militaire de Lyon, empêché. Nous devons signaler aussi la présence de MM. les sénateurs Justin GODARD, ancien ministre, COIGNET, DUQUAIRE; de M. BENDER, député, président du Conseil général du Rhône, M. FILOU, député, de M. DORLY, vétérinaire, député de l'Isère; de M. SALLÈS, et M. VERNET, conseillers généraux du Rhône; de M. le Premier président CARRIER; de M. MAZEAUD, procureur de la République; de M. EHRHARD, doyen de la Faculté des lettres; M. GARNAUD, ancien bâtonnier; de M. GUÉNEAU, vice-président de la Chambre de commerce de Lyon, délégué par M. PRADEL, président; de M. BAS, vice-président du Comité de la Foire de Lyon et M. REY, délégué de la Foire de Lyon; de M. FORGEOT, directeur des Services vétérinaires du Rhône; de M. TROUSSIER, président de l'Association amicale des anciens élèves de l'Ecole vétérinaire de Lyon, président du Syndicat des vétérinaires du Rhône; de M. GRIMOUILLE, président du Syndicat des vétérinaires de la Nièvre.

Devant la table d'honneur, sur les premiers gradins de l'amphithéâtre, la famille de CHAUVEAU, au grand complet: M. et Mme AZARIA et Mlles Germaine et Simone AZARIA; M. le Dr Léopold et Mme Léopold CHAUVEAU; MM. René et Henri CHAUVEAU; M. de CUSSAC, le D[r] et Mme BERTOLUS, enfants, beaux-enfants et petits-enfants de CHAUVEAU; M. Léopold CHAUVEAU, de Rennes, et Mlles CHAUVEAU, neveu et petites nièces. Entouraient les membres de la famille CHAUVEAU, les amis de celle-ci, ceux dont les pères avaient été les collègues du savant et avaient vécu dans son intimité : M. le D[r] et Mme F. ARLOING; M. le Dr GAYET, professeur agrégé, chirurgien des hôpitaux, et Mme GAYET; M. le Dr LAROYENNE, chirurgien des hôpitaux; M. SAINT-MARC, beau-fils de M. TOUSSAINT, avocat au Conseil d'Etat et à la Cour de cassation; M. VERMOREL, ancien sénateur et Mme VERMOREL jeune. Parmi les membres de la famille SAINT-CYR, nous relèverons les noms de M. le général FRAY, vétérinaire-inspecteur du cadre de réserve; de Mgr SAINT-CYR, prédicateur; de M. SAINT-CYR, vétérinaire à Villars-les-Dombes, etc...; M. LECOQ, conseiller général du Puy-de-Dôme, fils du professeur dont le buste avait été inauguré il y a trois ans, s'était fait un devoir de venir à cette cérémonie. On notait également la présence de M. THÉVENOT, professeur agrégé, médecin des hôpitaux, de M. Gaté, médecin des hôpitaux de Lyon, de M. Tony-Garnier, architecte, et de M. Prost, sculpteur-statuaire, professeur à l'Ecole nationale des Beaux-Arts de Lyon, tous deux auteurs du monument, de nombreux vétérinaires civils et militaires, MM. C. Lesbre. Schelameur, Gaget, anciens vétérinaires principaux; MM. Lardeyret, Maire, Belohgey, vétérinaires de la garnison de Lyon; MM. Didier, Nouvel, Caillot, Vicard, Révillon et M. le professeur Panisset, de l'Ecole d'Alfort.

S'étaient excusés :

M. le général Philipot, gouverneur militaire de Lyon; M. le sénateur Bonnevay; M. de Lescure, conseiller général du Rhône; M. Eug. Roux, directeur des Services sanitaires et scientifiques et de la Répression des fraudes au Ministère de l'agriculture; M. Monsarrat, président de l'Association des vétérinaires départementaux, qui avait prié M. Forgeot de le représenter; M. le professeur Bourdelle, du Muséum d'Histoire naturelle, retenu par la grippe, et qui devait représenter M. Mangin, membre de l'Institut, directeur du Muséum; M. le Dr A. Labat, professeur honoraire de l'Ecole vétérinaire de Toulouse; M. Pradel, président de la Chambre de commerce de Lyon, qui avait chargé M. Guéneau, vice-président de ladite Chambre, de le représenter; M. le professeur Pic, de la Faculté de médecine de Lyon; M. Anier, vétérinaire, conseiller général du Rhône; M. Bourbon, conseiller général du Rhône; M. Thévenet, conseiller général du Rhône; M. Ch. Besnoit, directeur de l'Ecole vétérinaire de Toulouse, représenté par M. le professeur Lafon; M. Dejust, docteur-vétérinaire; M. le Dr Delore, chirurgien des hôpitaux de Lyon; M. le professeur Vallée, directeur du laboratoire national de recherches à Alfort, qui avait fait déposer devant le monument une superbe gerbe de chrysanthèmes; M. le Maire de Villeneuve-la-Guyard, commune natale de Chauveau; M. le Dr Guinard, directeur des sanatoriums de Bligny; M. le médecin-inspecteur Lanne, directeur de l'Ecole du Service de santé militaire de Lyon, qui s'était fait représenter par M. le Dr Rubenthaler, sous-directeur; M. le professeur Doyon, de la Faculté de médecine de Lyon; M. Poret, président du Syndicat vétérinaire de l'Aisne; MM. les professeurs L. Hugounenq et Mouriquand, de la Faculté de médecine de Lyon; M. le colonel Julien, directeur de la Préparation militaire supérieure du 14e Corps d'armée; M. le Dr Dufourt, médecin des hôpitaux de Lyon; M. le vétérinaire principal Adrian; M. Dupuy, vétérinaire à Condom, etc..., etc...

M. G. Lanson, directeur de l'Ecole normale supérieure; M. Lapie, recteur de l'Université de Paris, M. Hébrant, recteur de l'Ecole vétérinaire de Bruxelles; M. le professeur Prévost, de Genève; M. Pajot, sénateur du Cher; M. le professeur Sendrail, de l'Ecole vétérinaire de Toulouse; M. E. Thirion, président de la Section syndicale d'Eure-et-Loir. M. Soulty, député de l'Yonne, avaient envoyé leurs excuses et leurs regrets.

Parmi les lettres venues de l'étranger, nous relèverons celles du professeur MARAGLIANO, sénateur du royaume d'Italie, de Gènes; du professeur PAWLOW, le physiologiste russe, de Petrograd; du professeur sir John MAC FADYEAN, du Royal veterinary collège de Londres; du professeur POLIMANTI, recteur de l'Université de Pérouse, qui avait chargé M. le directeur NICOLAS, d'Alfort, de représenter cette Université à la cérémonie; du professeur WYSSMANN et du professeur HUGUENIN, doyen et secrétaire de la Faculté de médecine vétérinaire de Berne.

Voici d'ailleurs le libellé de certaines lettres et télégrammes qui ont été adressés soit à M. le Professeur BARRIER, soit à M. le Professeur ARLOING, soit à M. le Professeur PERRONCITO, délégué des Ecoles vétérinaires d'Italie :

Du Professeur Pawlow :

TRÈS HONORÉ COLLÈGUE.

Je vous prie, à l'inauguration du monument J.-B. Chauveau, de témoigner mes sentiments de haute estime et d'admiration au célèbre physiologiste français.

Professeur J. PAWLOW, de Pétrograd.

De l'Ecole vétérinaire de Bruxelles :

A l'occasion inauguration monument Chauveau, Ecole vétérinaire Bruxelles s'associe hommages rendus illustre parent et félicite Comité organisateur.

Recteur HÉBRANT.

Du Professeur Prévost, Genève :

En témoignage de haute admiration à la mémoire de mon vénéré Collègue.

Professeur PRÉVOST.

Du Professeur Henderson :

J'ai reçu, voici quelques jours, la courtoise invitation de votre Comité pour assister à l'inauguration du monument de Chauveau. Je regrette qu'il ne me soit pas possible d'être là, mais je présente mes sincères félicitations pour un événement qui perpétue si justement la mémoire de l'un des plus grands physiologistes du monde.

Professeur Yandell HENDERSON,
Laboratoire de physiologie appliquée de l'University de Yale,
New-Haven, Connecticut.

Du Recteur de l'Université de Pérouse (Lettre adressée à M. le Directeur E. NICOLAS, d'Alfort) :

Très honoré confrère, je vous prie de représenter l'Université de Pérouse à l'inauguration du monument du grand physiologiste Chauveau.

Agréez, Monsieur, mes salutations et mes remerciements empressés.

Professeur POLIMANTI.

Du Directeur du Royal Institut supérieur de médecine vétérinaire de Milan (Lettre adressée à M. Perroncito, ainsi que les suivantes) :

Je vous suis très obligé de votre offre aimable de représenter notre Institut à la cérémonie que Lyon consacrera à la mémoire du grand savant Chauveau, et je vous donne bien volontiers cette mission qui revient bien au plus insigne de nos maîtres de la discipline vétérinaire.

Professeur Storri.

Du Directeur de l'Institut Royal supérieur de médecine vétérinaire de Pérouse :

Je suis dans l'impossibilité d'assister en personne à la cérémonie d'inauguration du monument au grand Chauveau, à Lyon, le 7 novembre prochain. Mon travail ne me laisse pas le temps de faire ce voyage et c'est pourquoi je vous prie, illustre Professeur, de bien vouloir représenter notre Institut et moi personnellement comme un fidèle de l'Anatomie.

Avec mes remercîments, je vous prie d'agréer, etc...

Professeur Caradonna.

Du Directeur de l'Institut Royal supérieur de médecine vétérinaire de Naples :

J'apprends avec plaisir que votre Excellence se rendra à Lyon pour l'inauguration du monument à l'illustre professeur Chauveau. Je me permets à cette occasion de la prier pour qu'elle représente également cet Institut à la cérémonie solennelle.

Le Directeur : R. Zappa.

De l'Institut d'Anatomie de l'Ecole supérieure de médecine vétérinaire de Pérouse :

Illustre professeur,

Le Professeur Aruch, encore absent de Pérouse, m'a envoyé votre carte, et je suis heureux d'avoir pu trouver, grâce à votre obligeance, une personne qui saura très dignement représenter à Lyon notre Institut.

Portez donc notre salut, comme vous savez le faire, portez le salut respectueux d'un admirateur du grand Chauveau, en ma personne, humble fidèle de l'Anatomie vétérinaire, qui a eu le haut honneur — peut-être supérieur à ses propres mérites — d'être le premier directeur de notre Institut depuis sa reconnaissance officielle. Je serais heureux d'avoir l'assurance de votre part que la présente lettre vous est bien parvenue et en retour vous voudrez bien me donner des détails sur la cérémonie d'inauguration.

Professeur Caradonna.

M. Ducloux, directeur de l'Institut Arloing de Tunis, avait adressé à M. le directeur Porcher, le télégramme dont la teneur suit :

« Tunis 4945, 105, 4, 11 30. — Institut Arloing et son directeur s'asso-
« cient de tout cœur à manifestation organisée à l'occasion de l'inaugu-
« ration du monument érigé au professeur Chauveau et vous seraient
« reconnaissants vouloir bien vous faire l'interprète de leurs sentiments
« d'admiration profonde et de vénération pour l'illustre savant dont
« la vie de travail et de dévouement sera sans cesse rappelée aux géné-
« rations laborieuses de nos universités et de nos écoles vétérinaires et
« dont le vivant souvenir restera une des gloires les plus pures de la
« science. J'ai prié le professeur Arloing de représenter l'institut Arloing
« à cette cérémonie. — Ducloux. »

Discours de M. l'Inspecteur général BARRIER.

Le 4 janvier 1917, aux jours les plus sombres de la guerre, s'éteignait à Paris, couvert d'ans et de gloire, le professeur Jean-Baptiste-Auguste Chauveau, le plus illustre savant que la vétérinaire ait produit.

A ce moment, la France, ses nerfs tendus vers le front où les meilleurs de ses fils tombaient par milliers, ne s'émut pas de cette grande perte. Si farouche était la lutte, si ardent le désir de vaincre, que seuls les hommes appliqués à forger l'armure de la Nation captivaient l'attention. Aussi les admirateurs d'Auguste Chauveau, qui s'étaient promis de perpétuer son image, durent-ils ajourner leur projet longtemps après l'issue du duel à mort que soutenait le pays pour la défense de la liberté et du droit.

C'est le 4 janvier 1922, seulement, qu'un Comité, comprenant les plus hautes notabilités politiques, administratives et militaires de la Médecine et de la Vétérinaire, se constitua en vue d'ériger à la mémoire d'Auguste Chauveau un monument digne de lui. Malgré la dureté des temps, 284 souscripteurs répondirent à son appel. Nous leur en exprimons aujourd'hui notre profonde gratitude. Grâce à l'appoint fourni par la famille, la souscription atteignit la somme de 42.181 francs.

Dû au statuaire Louis Prost, prix de Rome, professeur à l'Ecole nationale des Beaux-Arts de Lyon, le monument consiste en un buste de bronze, plus grand que nature, sur une stèle flanquée de deux figures allégoriques, drapées à l'antique, qui symbolisent l'une la physiologie, l'autre la médecine.

Au physique, Chauveau en imposait par sa haute et robuste stature, sa tête chenue, d'une beauté sculpturale, sa contenance grave, son air sérieux. Sous la froideur apparente d'une distinction réservée, il cachait cependant un cœur foncièrement bon, bienveillant, fidèle à ses amitiés. Le talent de l'artiste a bien su rendre les caractéristiques de cette belle physionomie de penseur.

Rien n'égala l'affection de Chauveau pour l'Université et l'Ecole vétérinaire de Lyon, témoins de son éclosion scientifique, instruments de son magnifique épanouissement. Qui donc aurait pu leur disputer le privilège de le glorifier ?

L'emplacement du monument a été heureusement choisi, vis-à-vis de celui de Saturnin Arloing, son élève préféré et son continuateur en cette grande cité où il enseigna pendant plus de trente ans et accomplit la plupart de ses meilleurs travaux.

Emule des Claude Bernard, des Pasteur, des Marey, etc., Chauveau s'est grandi par le seul effort de son génie jusqu'au faîte de la science mondiale et mérite près d'eux une place dans la gratitude de la postérité.

Pour nous, ses admirateurs, le nombre, la variété de ses découvertes en anatomie comparée, en physiologie et en microbiologie ; l'éclat qu'elles ont jeté sur la plupart des problèmes de la biologie et de la médecine dépassent tout ce que ses devanciers et ses contemporains les plus notoires ont produit. Son œuvre est merveilleuse de labeur soutenu, d'originalité, d'ingéniosité et de rigueur expérimentales, de sagacité pénétrante ; la part d'erreur y est infime.

Alors que notre enseignement, comme celui de la médecine, se cantonnait encore, il y a plus de 60 ans, dans le domaine par trop étroit de l'observation pure, Chauveau fut le premier à comprendre l'immense parti que les biologistes pouvaient tirer de l'expérimentation en mettant à profit les riches matériaux et moyens d'étude des Ecoles vétérinaires.

Comme Claude Bernard, Pasteur, Berthelot, Marey, etc..., il aimait mieux écrire que parler. Il se dérobait à l'improvisation. Sa pensée, avant d'éclore, avait besoin de recueillement, de méditation pour se cristalliser dans la forme où il voulait la livrer. Mais quelle précision, quelle hauteur, quelle profondeur de vues ! Cela explique pourquoi son influence fut toujours plus grande sur les intellectuels que sur la foule.

C'est la gloire et la récompense du génie qui dure d'engendrer des disciples. N'est-ce point aussi sa douleur de leur survivre ? Un inexorable sort lui en infligea la souffrance. « Bien sombre est le destin des pères qui conduisent le deuil de leurs enfants », disait-il déjà, en prononçant l'éloge de Toussaint. « Est-il moins triste celui des maîtres qui voient tomber avant eux, sur le champ de bataille de la vie intellectuelle, les élèves qui faisaient leur joie et leur orgueil » ? Cette cruelle blessure devait se rouvrir à la perte de Laulanié et lui arracher la même plainte. A celle d'Arloing, ce fut l'effondrement de ses espérances, dans un sanglot, devant les restes du meilleur de ses fils spirituels.

Dans l'ordre administratif, le génie créateur de Chauveau ne pouvait manquer de s'appliquer à la rénovation scientifique de l'enseignement vétérinaire. Déjà, comme directeur, il avait grandement favorisé à l'Ecole vétérinaire de Lyon l'installation des laboratoires et toutes les investigations de la science pure. Comme inspecteur général, il poussa les deux autres Ecoles vers cette évolution féconde qui, par les travaux qu'elle engendra, porta si haut le renom et le prestige de la médecine vétérinaire dans le champ de l'économie rurale, de la biologie et de l'hygiène. D'autre part, il recueillit la succession d'Henri Bouley à la chaire de pathologie comparée du Muséum d'Histoire naturelle, qu'il dota d'un merveilleux laboratoire. Notre enseignement doit à sa tutelle libérale, à sa pédagogie sagace et avertie, presque tous les bienfaits de son organisation actuelle. Il savait discerner les hommes de valeur, faire ressortir leurs mérites, encourager leurs initiatives, recompenser leurs efforts.

Dans les Conseils de l'Etat, les Académies, les Sociétés savantes, dans nos Assemblées corporatives, dans les Congrès internationaux, qu'il suivait assidûment, son jugement droit, sa pondération, son universelle notoriété lui avaient conquis une exceptionnelle autorité.

Les Académies des Sciences, de Médecine, d'Agriculture, la Société de biologie, nos Sociétés vétérinaires, etc..., l'avaient porté à leur présidence. Le Gouvernement l'avait promu grand officier de la Légion d'honneur, commandeur du Mérite agricole et officier de l'Instruction publique; il était aussi titulaire de nombreux ordres étrangers.

Ce n'est pas seulement en dilettante que Chauveau se passionna pour la recherche scientifique ; il savait encore qu'il travaillait à la gloire de son pays, jalousement aimé et servi par lui. Dans la lutte atroce soutenue par la France aux côtés de ses alliés, il avait eu la vision très nette de la victoire finale. Ses fils, à l'armée, ses filles, au chevet des blessés, brûlaient de la même foi. La Patrie était à son foyer un objet d'orgueilleuse vénération.

S'il rendait justice aux mérites de la patiente et tenace activité intellectuelle de l'Allemagne, on le vit cependant se dresser avec indignation, en 1914, contre les lourdes prétentions, le fanatique orgueil de ses savants. Pour lui, aucune des races humaines civilisées ne pouvait se prévaloir du droit de plier les autres à sa domination, à ses mœurs, sa langue, ses habitudes d'esprit. Il proclamait la nécessité de laisser toutes les nations participer sans la moindre entrave au progrès général par le libre exercice de leurs aptitudes innées, d'où procède l'esprit créateur qui vivifie la science pure. « Cette science pure, écrivait-il, vit surtout de liberté. Le souffle de l'invention vient d'où il veut. Il n'obéit à aucune discipline, si violemment dominatrice qu'elle se présente. »

Chauveau n'eut pas la satisfaction de la fin rêvée. Il souhaitait d'échapper à la décrépitude, de disparaître tout d'une pièce, foudroyé en pleine force. Hélas ! ses derniers mois furent affligés d'infirmités qui finirent par le terrasser.

Ce grand Français a si longuement semé à tout vent la vérité féconde qu'il se survivra dans l'admiration et la reconnaissance des hommes.

Monsieur le Ministre de l'Instruction publique, Monsieur le Maire de Lyon. — Au nom du Comité lyonnais du monument, je vous prie de vouloir bien agréer l'expression de notre gratitude pour le grand honneur que vous nous avez fait en venant présider à cette inauguration.

Vous avez voulu rendre un hommage, qui nous est très cher, à la mémoire du savant illustre dont s'enorgueillit la Ville de Lyon et qui professait — vous le savez — une grande estime pour votre personne.

Je remercie vivement les hautes personnalités du Parlement, des Administrations publiques, de l'Armée, de l'Université, des Corps savants, des Ecoles et de la profession vétérinaires, ainsi que les confrères et les étudiants, qui vous ont fait cortège pour rehausser l'éclat de la cérémonie.

Monsieur l'Inspecteur général des Ecoles vétérinaires. — Nous savons tout particulièrement gré à M. le Ministre de l'Agriculture de vous avoir confié la mission de le représenter parmi nous. Nul choix ne pouvait être meilleur. Veuillez être auprès de lui, je vous prie, l'interprète des regrets que nous cause son absence et l'assurer de notre respectueuse sympathie.

Monsieur le Directeur. — J'ai maintenant l'honneur de vous remettre l'œuvre fort belle de M. Louis Prost. Elle perpétuera les traits, dans cette Ecole, de la sereine et noble figure de Chauveau. Elle rappellera à vos maîtres vers quelle pure gloire, vers quels hauts sommets ils peuvent s'élever par le culte persévérant et désintéressé de la science. Elle symbolisera pour vos étudiants la glorification du travail opiniâtre ; elle évoquera la dignité, la fierté qu'il inspire, les obstacles qu'il renverse, les honneurs, les joies qu'il procure, le rayonnement qu'il projette sur la collectivité.

Discours de M. le Directeur Ch. PORCHER.

Rien ne peut être plus agréable au Directeur de cette Ecole que de la voir s'orner de monuments qui ne tendent rien moins qu'à perpétuer le souvenir d'hommes qui, à des titres divers, ont su la servir et l'honorer.

Aujourd'hui, l'Ecole vétérinaire de Lyon est à la joie. Le temps ayant estompé les signes du deuil qui frappa les élèves, les disciples et les amis de Chauveau, l'heure est venue de remémorer ce que la science de ce grand maître avait de beau, de neuf, d'équilibré.

C'est aujourd'hui, pour l'Ecole, la fête du souvenir, d'un souvenir auquel la collaboration de deux artistes de grand talent a su donner des lignes si harmonieuses. Ils en ont été remercié déjà, mais il m'appartient, puisque l'Ecole aura la garde du magnifique monument que nous inaugurons aujourd'hui, de les féliciter à nouveau pour leur belle œuvre.

La vigueur et la prestance du buste de Chauveau, la sérénité des figures qui symbolisent si heureusement les deux côtés principaux de l'activité du savant que nous glorifions : la physiologie et la pathologie, les belles proportions de la base et de la stèle, tout cela forme un ensemble que l'Ecole de Lyon est heureuse de posséder.

Cette Ecole vétérinaire, — l'*alma mater* —, ne l'oublions jamais, qui fut, selon la juste expression de Saturnin Arloing, le berceau de l'enseignement vétérinaire, a quelque fierté de considérer son histoire qui constitue pour elle le meilleur garant de sa pérennité. Le tout récent passé ne se trouve-t-il pas incarné par deux savants qui l'illustrèrent et qui se trouvent réunis dans la mémoire des hommes, dans la déférence des générations à venir, comme ils l'avaient été durant leur vie, Chauveau et Arloing, son élève, son élève dans l'acception la plus parfaite du mot qui comprend la tendresse pour le maître, l'affection pour l'élève, la confiance réciproque faite de bonté pour l'un, d'élan pour l'autre, le partage des soucis de chaque jour, aussi bien que des joies scientifiques. Chauveau et Arloing se font vis-à-vis ; ils voisinent ; ils protègent cette grande maison, centre actif de travail et de recherches. Où trouver une plus grande richesse expérimentale, plus de moyens d'aborder l'étude des problèmes les plus variés de physiologie, de pathologie, de chimie biologique que dans une Ecole vétérinaire.

Notre devoir est de placer l'avenir de l'Ecole sous l'égide de la pensée scientifique de maîtres comme celui que nous fêtons. A nous de sentir jusqu'à quel point l'atmosphère de la Maison est imprégnée de l'esprit de ceux qui y ont travaillé avec acharnement, avec continuité, avec fécondité. Chauveau nous a montré un magnifique exemple que nous devons suivre. Il n'est pas donné à quiconque d'atteindre les hauteurs auxquelles son génie propre est parvenu, mais, du moins, il appartient à chacun d'entre nous de faire l'effort indispensable pour s'en approcher plus ou moins. Il ne suffit pour cela que de patience et de volonté.

La cour d'honneur de l'Ecole et son avant-cour s'ornent de bustes dont chacun comporte une leçon. C'est à vous, jeunes gens qui êtes sur ses bancs, de la comprendre et d'en profiter. Que le souvenir de la fête d'aujourd'hui, qui est pour nous une fête d'allégresse, de confiance dans l'avenir, jette dans vos esprits une trace profonde. Honorez les maîtres disparus qui furent de grands maîtres, à commencer par Chauveau vers lequel se porte notre admiration, c'est le premier de vos devoirs. Ce sont des hommes tels que Arloing fêté hier, Saint-Cyr fêté ce matin, Chauveau fêté ce soir, et en remontant vers Bourgelat, le créateur, les Bredin, Lecoq, Cornevin, Galtier, qui ont porté la profession vétérinaire que vous embrasserez un jour, au niveau qu'elle a dans l'estime scientifique du monde entier.

Je vous confie donc la garde du monument que le Comité d'organisation et les souscripteurs ont bien voulu édifier au grand physiologiste et au grand pathologiste Chauveau, dans l'École où il fit ses plus mémorables recherches. Laissez-moi me joindre à vous pour remercier les uns et les autres de cette marque de confiance qui nous est donnée, et à laquelle, j'en suis certain, nous ne faillirons jamais.

Discours de M. le Professeur JUNG.

En l'année 1855, et dans celles qui suivirent, la Société de Médecine de Lyon, puis l'Académie des Sciences, entendaient une série de communications retentissantes dans lesquelles CHAUVEAU et FAIVRE, puis CHAUVEAU et MAREY, établissaient la physiologie du cœur, telle que, dans ses points essentiels, nous la connaissons aujourd'hui.

CHAUVEAU, à 28 ans, inscrivait son nom sur le Livre d'or de la Science ! Belle réponse à ceux qui, dans le génie, s'obstinent à ne voir qu'une longue patience, oubliant, dans des domaines différents, que PASCAL, à douze ans, avait retrouvé trente-deux propositions d'EUCLIDE, et que RACINE, dans sa 28e année, assistait au triomphe d'Andromaque !

Pour retracer l'œuvre de CHAUVEAU, plus que tout autre eût été qualifié celui qui fut son fils scientifique, son collaborateur, son continuateur, Saturnin ARLOING. Un destin inexorable a voulu que le Disciple précédât le Maître dans la tombe. Qu'il me soit permis d'adresser ici à sa mémoire l'hommage ému d'un élève reconnaissant.

Abstraction faite d'études remarquées sur l'électricité atmosphérique, — qu'évoquait récemment Ch. NORDMANN —, l'œuvre de CHAUVEAU s'étend à la fois sur les vastes champs de la Physiologie et de la Pathologie générale. Une parole plus autorisée dira ce que furent l'homme et le Pathologiste ; l'œuvre du Physiologiste seule, nous retiendra ici.

A une époque où la Physiologie, sous l'impulsion de Cl. BERNARD, venait de prendre un essor jusque-là inconnu, CHAUVEAU devait être un des plus ardents pionniers de cette véritable introduction à la Médecine, qu'est la Science de la Vie. Pendant plus d'un demi-siècle, il allait, avec une inlassable ardeur, éclairer des questions fondamentales, résoudre des problèmes capitaux, émettre des hypothèses hardies, ouvrir des voies nouvelles à la curiosité toujours en éveil, de ceux qui demandent à la recherche désintéressée les satisfactions les plus hautes.

Ses premières études devaient l'acheminer naturellement vers la Physiologie. Déjà, en 1855, alors chef de travaux, il avait écrit le magistral « Traité d'Anatomie des Animaux domestiques », qui devait demeurer le livre de chevet de nombreuses générations de vétérinaires. Une conception nouvelle s'y manifestait : de purement descriptive, l'Anatomie devenait philosophique. Après des remaniements ultérieurs, réalisés avec la collaboration de S. ARLOING, puis de M. F.-X. LESBRE, le Traité devait devenir le modèle de concision et de clarté qu'est l'actuel « Précis d'Anatomie ».

L'Anatomie qu'il enseigna, la Chimie qu'il dut étudier avant de subir les épreuves d'un concours (auquel il échoua), devaient constituer pour CHAUVEAU la meilleure préparation à la Physiologie : la première rend possibles les expériences les plus audacieuses; la seconde, si elle n'échappe pas aux incertitudes de la Biologie, quand elle veut interpréter les phénomènes vitaux, lui assure du moins le bénéfice d'une connaissance exacte des lois de la matière inanimée, auxquelles obéit aussi la matière vivante. N'est-ce pas à la faveur des acquisitions récentes sur l'état colloïdal, que vient de naitre, dans le laboratoire de Chimie de cette Ecole, une nouvelle et ingénieuse théorie de la coagulation du lait ?

Anatomiste éminent, pourvu de solides connaissances chimiques, CHAUVEAU, s'il ne fut pas mathématicien (ce qui lui eut épargné certaines critiques, à la vérité bien superficielles), n'en possédait pas moins cet esprit de géométrie, par quoi le jugement est rendu impeccable, et qui permet d'éviter le séduisant, mais redoutable écueil du sophisme, sur lequel viennent trop souvent échouer les biologistes.

Les actes de la vie sont extrêmement complexes. Une multitude de facteurs interviennent, dont certains, peut-être, nous échapperont toujours, si aucun de nos sens n'est impressionnable par eux. Les temps annoncés par Auguste COMTE sont loin d'être atteints, où la Biologie ferait partie intégrante de la Science du Nombre. De nos jours, les problèmes qu'elle soulève ne pourraient guère s'exprimer que par des systèmes algébriques, où le nombre des inconnues l'emporterait sur celui des équations. Dans le dédale des faits biologiques, le seul fil d'Ariane demeure l'expérimentation au service d'une logique rigoureuse.

CHAUVEAU fut un merveilleux expérimentateur doublé d'un logicien impitoyable. Une ingéniosité extrême lui faisait concevoir, puis construire lui-même de toutes pièces, avant de les faire réaliser par l'artisan, les appareils les plus sensibles, les plus perfectionnés. Technicien consommé, il donnait à ses démonstrations à la fois l'élégance d'une œuvre d'art et la rigueur d'un théorème.

Les fonctions de Chef de travaux, puis de Professeur, qu'il exerça longtemps à l'Ecole vétérinaire de Lyon, le plaçaient dans un milieu éminemment favorable à l'épanouissement et à la mise en œuvre de ses qualités. Pasteur, dit-on, regretta un jour de n'avoir pas été vétérinaire. C'est qu'il avait pu apprécier la solide formation que donnent nos Ecoles, et l'immensité des ressources qu'elles offrent à l'expérimentateur. Les animaux qu'on y étudie ne sont-ils pas, en effet, ceux chez lesquels le Biologiste interroge le plus souvent la nature vivante, ceux sur lesquels a été édifiée presque toute la Physiologie expérimentale ? Si la Cardiographie a donné d'incomparables résultats, c'est parce qu'elle a pu être réalisée sur le cheval, au cœur volumineux et lent. Ce sont les grandes dimensions des appareils nerveux des Solipèdes et la connaissance approfondie de leur Anatomie, qui ont permis à Chauveau d'importantes études sur l'excitabilité et sur la vitesse de l'influx nerveux. C'est à la faveur de dispositions particulières à certains muscles du cheval qu'il a pu poursuivre des recherches décisives sur l'énergétique.

Ainsi son expérimentation a pu être hardie et féconde. Pour que sa certitude repose sur une base inébranlable, il multipliera les démonstrations. Certains ont prétendu qu'une seule expérience bien faite autorise une conclusion ferme; sans insister sur ce que peut avoir de présomptueux pareille affirmation, qu'il suffise de souligner qu'une telle expérience n'apparaît, en général, que comme le couronnement d'une longue série d'autres, rendues de moins en moins imparfaites, à mesure que la technique se précise.

Chauveau va ainsi créer des faits indiscutables, justifiant des interprétations que rien ne viendra infirmer. Toujours d'ailleurs, il établira une claire discrimination entre les conclusions basées sur des démonstrations irréfutables, et les hypothèses, agréables à l'esprit, mais toujours revisibles; autant il saura être circonspect dans l'énonciation de celles-ci, autant il sera catégorique dans l'expression de celles-là.

Au cours de sa longue carrière, il ne se réfugiera pas dans les recoins de la Science momentanément délaissés, pour y travailler en toute sécurité, à l'abri des contradicteurs. C'est aux questions qui passionnent l'opinion qu'il consacrera toute son activité. Non seulement il apportera des réponses précises, des vues nouvelles, mais il saura les faire prévaloir, souvent malgré l'opposition des plus hautes personnalités scientifique du moment. « Dans l'action, le succès est la seule mesure; il faut réussir ! », écrit justement le poète des « Amitiés Françaises ». Si, comme le dit Chauveau lui-même, « sa vigueur et sa force de résistance s'affirmaient avec une insolente exubérance », son ardeur intellectuelle n'était pas moindre. Il ne fut pas de ces tièdes que Dante, dans son mépris, rejette même de son « Enfer ». Sûr de sa méthode, il intervint au milieu des controverses les plus violentes, imposant ses solutions.

La plupart des grands problèmes de la Physiologie devaient solliciter son attention. La circulation, la sémiologie vasculaire, l'influx nerveux, l'énergétique animale, furent l'objet de ses plus importantes recherches. La simple énumération de ses communications constituerait à elle seule un long discours. Bornons-nous ici, en un raccourci imparfait, à en mentionner quelques points essentiels.

♣

Si, depuis Harvey, le schéma général de la circulation est connu, l'obscurité s'étend encore, en 1855, sur certains phénomènes de la révolution cardiaque, d'autant plus importants que ce sont ceux qu'interroge le clinicien. Les opinions les plus diverses règnent tour à tour sur le moment et le mécanisme des bruits et de la pulsation cardiaques. L'Académie de Médecine retentit de discussions passionnées, parfois dépourvues d'aménité. Une Commission de médecins anglais, après avoir observé le cœur de chevaux assommés ou empoisonnés, n'apporte pas de précisions suffisantes. La pathologie du cœur demeure conjecturale.

Avec une belle ardeur, CHAUVEAU et FAIVRE n'hésitent pas à se « poser « comme arbitres entre des hommes considérables, malgré les risques que « comporte une telle initiative, bien résolus, disent-ils, à effacer leur « personnalité derrière des faits indiscutables, susceptibles d'être con- « trôlés par tout le monde ».

Utilisant les innombrables ressources que les Ecoles vétérinaires ont de tout temps offertes aux biologistes et aux médecins, ils mettent à nu le cœur, sur le cheval bien vivant. Ils l'observent, le palpent, l'auscultent, introduisent le doigt dans ses cavités.

Cependant certains phénomènes, en raison de leur rapidité, échappent encore à l'examen le plus attentif; d'autre part, le choc précordial n'est pas perceptible, après ouverture du thorax. Pour obtenir des résultats indiscutables, CHAUVEAU va faire appel à la méthode graphique, que LUDWIG vient d'introduire en physiologie. Avec MAREY, à l'Ecole vétérinaire de Lyon, il va créer la cardiographie intracardiaque (1861). Des ampoules exploratrices, portées par des sondes, introduites par les gros vaisseaux du cou du cheval, dans les cavités mêmes du cœur, vont recueillir et transmettre à un appareil inscripteur toutes les variations de l'activité du viscère. Le spectacle, bien connu de nos étudiants, est impressionnant, du cheval auquel on a préalablement sectionné le bulbe, pour supprimer en lui toute sensibilité consciente, et qui assiste, indifférent, aux manipulations dont il est l'objet; alors que l'histoire de son propre cœur s'écrit tout au long sur le cylindre enregistreur, ou se projette sur un écran devant tout un amphithéâtre.

Ainsi l'expérimentateur va se trouver en possession d'une représentation matérielle des faits, obtenue en dehors de toute intervention des sens, à l'abri de la suggestion, toujours redoutable. A moins de ne pas reculer devant le paradoxe, et d'admettre, avec BEAU, qu'une ampoule peut se dilater dans une cavité qui se contracte, il va falloir se rendre à l'évidence.

De ces différentes expériences, les résultats forment un faisceau impressionnant :

Les valvules auriculo-ventriculaires, soupapes destinées à imposer au courant sanguin une direction unique, se ferment-elles par resserrement de leur orifice, comme le prétend PARCHAPPE ? « A cet ingénieux roman », CHAUVEAU et FAIVRE vont « substituer une histoire véritable, la vieille histoire du redressement des valvules ». Le doigt, introduit dans l'oreillette, sent en effet les valvules se soulever, s'affronter, former audessus du ventricule en systole un dôme multiconcave.

La main, explorant la région précordiale, perçoit la pulsation cardiaque. Quelle en est la cause ? Le cœur bat-il parce qu'il recule, à la façon d'une arme à feu, comme le voudrait HIFFELSHEIM ? « Il ne s'agit pas, dit CHAUVEAU, de savoir si cela peut ou ne peut pas être, mais si cela est. » Et, par la main introduite dans la cage thoracique, il constate que cela n'est pas, que la pointe du cœur demeure immobile. Le choc correspond-il à la systole auriculaire, comme l'affirme BEAU, et comme plus tard POTAIN semblera un instant l'admettre ? Il suffit d'avoir senti le cœur brusquement durcir, bondir sous la main qui le palpe, au moment de la systole ventriculaire, pour placer dans celle-ci sa véritable cause. Pour parfaire sa démonstration — et c'est dans ce but qu'a été créée la cardiographie intracardiaque — CHAUVEAU va enregistrer simultanément le choc précordial et les phénomènes intimes de la révolution cardiaque: les tracés sont décisifs, la pulsation est rigoureusement synchrone de la systole ventriculaire.

La perfection des tracés révèle à CHAUVEAU l'existence d'un court intervalle entre la fin de la systole auriculaire et le début de la systole ventriculaire, l'Intersystole. Par une véritable divination, il émet l'hypothèse que ce temps est consacré, par la contraction des muscles papillaires, à la préparation des valvules, qui devront tout à l'heure se soulever; hypothèse que des travaux ultérieurs devaient confirmer: on sait actuellement que l'activité du ventricule débute par la pointe, que les pilliers se contractent avant la base.

Le jeu du cœur engendre deux bruits. Confirmant et étendant la théorie de ROUANET, CHAUVEAU démontre qu'ils sont liés à la fermeture des valvules; la destruction ou l'immobilisation de celles-ci les supprime ou les altère. L'auscultation combinée à la cardiographie permet de les situer dans le temps, l'un au début, l'autre à la fin de la systole ventriculaire. Beaucoup plus tard (1894-1899), CHAUVEAU, toujours avide de réalisations plus parfaites, reprendra ces expériences avec un dispositif nouveau, plus précis, grâce auquel les valvules, actionnant un signal électrique, inscriront elles-mêmes le moment de leur occlusion.

Il ne s'agit pas là de conclusions prématurées; des résultats toujours identiques les justifient, obtenus sur plus de trois cents animaux. Sans doute va trouver là prétexte à s'exalter l'homicide pitié des adversaires de l'expérimentation sur l'animal, obstinés à ne pas voir que, les souffrances qu'ils veulent épargner à nos frères inférieurs, ils les infligent à l'homme. La physiologie du cœur est créée, sa pathologie éclairée, sa thérapeutique rendue efficace. De tels bienfaits ne justifient-ils pas le sacrifice de quelques animaux ?

De même que c'est dans l'intimité du cœur qu'il est allé surprendre ses secrets, de même c'est à l'intérieur des vaisseaux qu'il ira explorer la pression et la vitesse du sang circulant. Il mesure la vitesse avec son hémodromomètre; il inscrit les variations de pression avec son sphygmoscope, aujourd'hui d'un usage courant dans les laboratoires, et dont la sensibilité n'a pas été dépassée.

Les expériences de CHAUVEAU devinrent rapidement célèbres, et furent bientôt connues universellement, — ou presque universellement —; il semble bien, en effet, que l'écho n'en soit parvenu que fort tard à son contemporain le physiologiste COLIN qui, dans son *Traité de Physiologie* de 1888, donc trente ans plus tard, ne leur accorde pas la plus petite mention...

Certes, tout n'était pas dit sur la circulation; des acquisitions importantes ont été réalisées depuis grâce aux savantes recherches des HIS, MACKENZIE à l'étranger, des FRANCK, POTAIN, VAQUEZ, PACHON, GALLAVARDIN en France. Mais, si on a pu ajouter à l'œuvre de CHAUVEAU, on n'en a rien retranché.

⁂

De la Physiologie normale de la circulation, CHAUVEAU étend le champ de ses investigations à certaines de ses modifications pathologiques. Le cours du sang dans les vaisseaux est silencieux. Sous certaines influences, des bruits de souffle apparaissent à leur niveau ou se superposent aux bruits du cœur, qu'ils adultèrent. Quel en est le mécanisme ? CHAUVEAU fait promptement justice des théories régnantes. « L'ardent expérimentateur poursuit son travail de démolition », écrit FOLTZ, en 1858. Les souffles ne sont dus ni à un spasme artériel, comme le pensait LAENNEC; ni au frottement du sang contre une paroi rugueuse, comme le croit BERTIN; ni à une augmentation de la masse sanguine, par laquelle BEAU prétend expliquer à la fois les souffles de la pléthore et ceux de l'anémie.

S'inspirant des travaux du physicien SAVART, CHAUVEAU démontre, sur l'animal, puis sur un appareil à circulation artificielle, que les souffles apparaissent chaque fois qu'un fluide, susceptible de vibrer, passe avec une certaine vitesse d'un endroit rétréci en un dilaté. A ce niveau naît une veine fluide, vibrante, que le doigt sent frémir, que le stéthoscope peut percevoir. L'interposition d'un anévrisme artificiel sur le trajet de la carotide engendre un souffle; la compression partielle, par une ligature, de l'artère pulmonaire du cheval, entraîne l'apparition d'un thrille, cependant que le doigt, introduit dans le vaisseau, éprouve le frémissement vibratoire.

« Doctrine révolutionnaire, écrira CHAUVEAU, mais doctrine simple et vraie, parce qu'elle est basée sur l'expérimentation la plus rigoureuse. » Doctrine depuis longtemps devenue classique, ajouterons-nous.

Non seulement les liquides, mais les gaz, feront naître des souffles, quand les mêmes conditions seront réalisées. A l'entrée des alvéoles pulmonaires, à l'inspiration; au niveau de la glotte aux deux temps respiratoires, l'air passe d'un rétrécissement à une dilatation. Les bruits respiratoires normaux n'ont pas d'autre origine.

Sur l'animal sain, le bruit glottique n'est guère perçu qu'au niveau de la trachée; que le tissu pulmonaire, d'ordinaire mauvais conducteur du son, acquière, une densité anormale, s'hépatise, et le souffle glottique sera transmis par lui jusqu'à l'oreille auscultant le thorax. Il deviendra le souffle tubaire, pathognomonique de la pneumonie. CHAUVEAU et BONDET vérifient que ce souffle disparaît chez le cheval pneumonique si, par une trachéotomie, on dérive le courant aérien hors de la voie laryngée; qu'il reparaît, si on lui restitue ses voies normales.

⁂

Le système nerveux, grand animateur et directeur de l'organisme, ne pouvait manquer d'intéresser CHAUVEAU.

Favorisé par les grandes dimensions de la moelle du cheval, il en étudie l'excitabilité et vérifie, chez les mammifères, les lois des réflexes que PFLÜGER avait établies sur la grenouille : une excitation sensitive a des effets moteurs d'autant plus puissants et plus étendus, qu'elle est elle-même plus intense. HELMHOLTZ avait évalué la vitesse de l'influx nerveux des animaux à sang froid. La longueur des nerfs moteurs du larynx va permettre à CHAUVEAU de la mesurer chez le cheval; utilisant un appareil dont la précision lui permet d'enregistrer des temps inférieurs à 1/2400e de seconde, il trouve cette vitesse plus grande chez les mammifères que chez les animaux à sang froid, plus grande dans les nerfs de la vie de relation, plus grande aussi chez les sujets énergiques, à réactions rapides. Un système nerveux plus perfectionné est la condition d'une vie plus intense.

Alors que DUCHENNE DE BOULOGNE vient de donner de l'ataxie locomotrice une magistrale description, il apporte de nouvelles démonstrations de l'interdépendance de la sensibilité et du mouvement : l'excitation des nerfs sensitifs a les mêmes effets mécaniques que celle des nerfs moteurs correspondants; leur section entraîne, pour les viscères, la même impotence fonctionnelle que Cl. BERNARD avait notée chez les muscles de la vie animale; placé dans de telles conditions d'insensibilité, l'œsophage, devenu, ou complètement paralysé, ou ataxique, se laisse distendre par les aliments qui ne sont plus acheminés vers l'estomac. Le sens musculaire, duquel M. BARD vient de donner, en 1926, une pénétrante analyse, joue partout le même rôle harmonisateur. La règle posée par MORAT et DOYON, en une formule lapidaire, est générale; dans la vie végétative, comme dans la vie de relation, « le mouvement dépend de la sensibilité, comme la sensibilité dépend du mouvement ».

⁂

C'est dans l'étude de l'énergétique biologique, à laquelle CHAUVEAU consacra la dernière partie de sa vie, que devaient atteindre au plus haut degré la hardiesse de ses conceptions et la profondeur de son génie.

Le problème posé est complexe : à quelle source l'animal emprunte-t-il l'énergie qui lui est indispensable ? selon quel mode l'utilise-t-il ? sous quelle forme la restitue-t-il au monde extérieur ?

On sait depuis LAVOISIER et ses continuateurs, que l'énergie animale résulte des transformations chimiques imposées aux principes alimentaires, transformations qui consistent surtout en combustions. Dès 1856, CHAUVEAU constate que le glucose, dont Cl. BERNARD vient de révéler la présence dans le sang, est détruit au niveau des capillaires; donc, que le siège des combustions réside, non pas dans le poumon, comme l'avait cru LAVOISIER, puis Cl. BERNARD lui-même, mais dans l'intimité des tissus. « L'importance de cette démonstration, écrira-t-il plus tard, n'échappa pas à Cl. BERNARD. Après l'avoir contrôlée, il l'accepta et la vulgarisa si bien, qu'on commet fréquemment l'erreur de lui en attribuer l'initiative. »

Trente ans plus tard, il considère que ce sucre doit être un facteur important du travail des organes, dans lesquels il est détruit, des muscles en particulier. Par des expériences mémorables, réalisées avec KAUFMANN, il prouve que la consommation de glucose et d'oxygène est fonction de l'activité des tissus : dans le muscle releveur de la lèvre supérieure du cheval, elle devient, pendant la mastication, vingt fois plus forte qu'elle ne l'était auparavant.

Poussant plus loin ses investigations, il va conclure que, non seulement le glucose est un aliment essentiel du travail musculaire, mais qu'il est le seul directement utilisable. De la mesure de l'excrétion azotée chez le chien, de l'observation de la marmotte, de l'analyse des échanges respiratoires, il résulte en effet, que le travail musculaire ne peut utiliser directement ni les matières protéiques, ni les graisses, mais seulement les hydrates de carbone.

Des recherches plus récentes de PFLÜGER, LAFON, MAIGNON, etc., ont établi, il est vrai, que, dans certains cas, l'organisme peut faire appel aux matières grasses et azotées; mais dans les conditions normales, le glucose demeure l'aliment primordial de l'activité animale.

Une telle découverte est grosse de conséquences économiques et sociales. Si l'organisme n'est capable d'utiliser directement que le potentiel hydrocarboné, il s'en suivra qu'un principe alimentaire quelconque ne vaudra, comme source d'énergie, qu'autant qu'il sera transformable en glucose, et dans la mesure même de cette transformation. Pourront ainsi se substituer les unes aux autres des quantités susceptibles de donner des poids égaux de glucose, et non des quantités apportant sous une forme quelconque le même nombre de calories. Cest l'isoglycosie de CHAUVEAU s'opposant à l'isodynamie de RÜBNER.

Ce n'est pas le lieu, ici, d'entrer dans une discussion où interviennent des éléments extrêmement complexes; rappelons seulement que, sous nos climats, l'animal doit presque constamment lutter contre le refroidissement; il y parvient en créant de la chaleur; dès lors, la partie de l'énergie perdue pour le travail, parce que non incluse dans le glucose, contribuera à la lui fournir; elle pourra être utilisée. En fait, et c'est la conclusion à laquelle est arrivé RÜBNER, si l'isoglycosie demeure la règle, quant au travail physiologique, l'isodynamie s'applique à l'animal considéré dans ses rapports avec le monde extérieur.

L'importance du glucose dans l'organisme doit lui assurer un rôle prépondérant dans l'alimentation. Le laboratoire n'est pas une tour d'ivoire, et CHAUVEAU ne cessa de protester contre les taxes excessives qui frappaient le sucre, abusivement considéré comme produit de luxe.

En même temps qu'il révélait l'importance des hydrocarbonés, en tant que source d'énergie, CHAUVEAU s'intéressait, dans de nombreux travaux, à leur métabolisme normal et pathologique, à la connaissance duquel, avec LÉPINE et BOULLUD, BARRAL, devait puissamment contribuer l'Ecole lyonnaise.

L'énergie empruntée au glucose par le muscle, sera transformée par lui en travail et en chaleur. De quelle nature est le moteur muscle ? Après avoir fait valoir qu'il ne peut être un transformateur thermique, que la chaleur est, pour lui, un excrétum inutilisable, en tant qu'énergie, CHAUVEAU admet que le potentiel chimique libéré va déterminer directement, dans le muscle en activité, une modification de l'énergie interne, qu'il appelle travail physiologique; elle se manifestera par la création de force élastique, génératrice de travail.

A l'aide d'un ingénieux dispositif, il va vérifier, avec TISSOT, que, lors de contraction volontaire, la force élastique du muscle, traduite par sa résistance à l'allongement, varie suivant une loi qu'il détermine; qu'il y a rigoureusement parallélisme entre le potentiel consommé, la force élastique développée et l'énergie restituée au monde extérieur sous forme de chaleur et de travail.

Si le parallélisme des variations de trois termes ne permet pas de conclure d'une façon absolue à leur succession dans le temps, ni à leur équivalence, il constitue du moins une forte présomption en faveur de la formule de CHAUVEAU.

Les lois de la nature sont universelles et irréductibles; on devra pouvoir vérifier, chez l'animal, le principe de l'équivalence, et ses applications thermodynamiques formulées par MAYER, JOULE, HIRN.

Parti d'une théorie exacte et résolu à tout prix à prouver que, dans le muscle, comme dans le moteur inanimé, le travail positif « prend » de la chaleur, alors que le travail négatif en abandonne, BÉCLARD pensait avoir démontré expérimentalement que la température d'un muscle s'abaisse quand il soulève une charge, qu'elle s'élève lorsqu'il l'accompagne dans sa chute; que l'alpiniste dégage moins de chaleur pendant l'ascension d'une montagne qu'à la descente. Véritable défi aux données de l'observation courante et qui prouve combien pernicieuse est parfois l'influence des idées préconçues ! En réalité, chacun sait qu'un animal s'échauffe davantage lors de travail positif que lors de travail négatif.

Les lois de la thermodynamique seraient-elles violées ? Il n'en est rien. Dans le travail positif, la chaleur dégagée est inférieure à l'énergie consommée alors qu'elle lui est supérieure dans le cas contraire. A consommation égale, et CHAUVEAU en apporte l'élégante démonstration sur le releveur de la lèvre supérieure, le muscle qu'on fait se contracter à vide s'échauffe davantage que son congénère qui effectue un travail positif; dans le muscle, comme dans un moteur thermique, le travail positif « prend » de l'énergie, le travail négatif en restitue.

Si cependant, dans les conditions normales, le muscle travaillant positivement s'échauffe davantage, c'est que sa dépense est plus considérable. Par une intuition géniale, CHAUVEAU dissocie les éléments de cette dépense. Un moteur, non seulement accomplit un travail mécanique, quand il soulève une charge, mais il soutient celle-ci pendant son déplacement, il la soustrait à l'action de la pesanteur; à chaque instant, il effectue ce qu'avec HAUGHTON, CHAUVEAU appelle un « travail statique », comparable à celui d'un électro-aimant maintenant suspendu un barreau métallique, d'un jet d'eau supportant un œuf. Ce n'est pas là le seul facteur supplémentaire de dépense. Le moteur doit en effet créer et entretenir sa propre vitesse malgré les résistances qui s'y opposent. Il doit, en outre, lors de sa mise en marche, vaincre sa propre inertie : la simple observation du puissant et laborieux effort développé par le cheval démarrant un lourd camion, indiquera suffisamment de quel ordre de grandeur peut-être la dépense correspondante. S'agit-il du travail négatif du moteur retenant la même charge dans sa chute ? Toutes les résistances qu'il fallait vaincre précédemment par une dépense supplémentaire, deviennent autant d'auxiliaires précieux, participant au soutien, diminuant la dépense totale.

Avant d'appliquer sa théorie aux êtres vivants, CHAUVEAU l'avait vérifiée sur des moteurs inanimés, électriques et à eau. Dans les conditions ordinaires, la dépense de soutien acquiert une importance considérable relativement au travail mécanique lui-même. D'où l'indication, dans certaines limites, pour améliorer le rendement, d'augmenter la vitesse, d'abréger la durée du soutien.

On ne manqua pas, à l'Académie des Sciences, d'élever des objections à la théorie nouvelle. On critiqua l'expression de « travail statique ». Querelle byzantine ! Il n'est que de s'entendre sur le sens des mots. Peut-être aurait-on pu souligner qu'un moteur qui soulève un corps théoriquement soustrait à l'action de la pesanteur par l'effort de soutien, n'accomplit plus aucun travail mécanique. CHAUVEAU n'eût sans doute pas manqué de répondre, qu'en mécanique pure, toute force déplaçant un corps lui imprime un mouvement accéléré; que le moteur, lui, ne lui communique qu'un mouvement uniforme, donc moins rapide que dans un système idéal; que, pendant sa durée supplémentaire, la charge doit être soutenue.

Aussi bien, il n'est pas d'argument, si ingénieux soit-il, qui tienne contre les faits. Quand, vers la même époque, MAREY prouva à l'Académie des Sciences, photographies en main, qu'un Chat, suspendu par les quatre pattes, parfaitement immobilisé, retrouvait son aplomb normal, lors de la rupture de ses liens, et cela malgré le théorème des *aires*, il fallut bien que la docte Assemblée, après avoir taxé d'hérésie le hardi expérimentateur, reconnût que le théorème des Aires, s'il n'était pas faux, avait été jusque là mal interprété ! La dépense de soutien, correspondant au travail statique de CHAUVEAU, est, elle aussi, un fait irréductible.

Ainsi, contrairement à tous les précédents, un physiologiste audacieux introduisait en mécanique, une importante notion nouvelle. Certes, de nombreuses précisions, voire même rectifications, restent à apporter à l'énergétique animale; mais la voie est tracée. Et le champ est fertile, que CHAUVEAU a découvert aux expérimentateurs.

♣

« Il m'est permis d'espérer mourir debout, sur le champ de bataille où j'ai lutté passionnément avec le plus profond désintéressement. C'est une fin que le bon et fidèle serviteur de la Science que je suis a conscience d'avoir largement méritée. » Il a été satisfait à ce désir exprimé par CHAUVEAU vers la fin de sa carrière. Malgré son grand âge, son activité, sa lucidité intellectuelles étaient demeurées intactes, et jusqu'à ses derniers jours, devaient se manifester en des notes toujours appréciées.

Tout son puissant labeur a été consacré à la recherche de la vérité. Dans le laboratoire de Physiologie de l'Ecole vétérinaire de Lyon, merveilleusement outillé par lui, qui vit éclore sa gloire, et où naquit la cardiographie; plus tard à la Faculté de Médecine de Lyon; puis au Muséum; puis à l'Académie de Médecine et à l'Académie des Sciences qu'il présida successivement, il est demeuré le serviteur passionné de la Science.

Les faits demeurent; les hypothèses se succèdent, renaissant parfois par intervalles. Ne prétend-on pas que le vieux rêve de la transmutation, cher aux alchimistes, naguère abandonné, serait sur le point d'être réalisé ? qu'on aurait construit de l'Hélium à partir de l'Hydrogène ? Mais les hypothèses ne reparaissent que perfectionnées. L'esprit scientifique n'évolue pas en un cycle fermé; sa marche ascendante est hélicoïdale; elle s'élève par degrés, comme si elle longeait l'arête d'une vis — probablement sans fin — repassant périodiquement par les mêmes génératrices, mais chaque fois à un niveau plus élevé. Sur le chemin montant de la Science, CHAUVEAU franchit de rudes étapes.

Si, avant de s'éteindre, le 4 janvier 1917, dans sa quatre-vingt-dixième année, il put, d'un coup d'œil rétrospectif, embrasser sa longue carrière, il dut être satisfait : l'histoire du cœur révélée par lui-même, l'auscultation rendue intelligible, la mécanique classique devancée par la mécanique animale, le font grand parmi les grands physiologistes.

Il apparait comme une des plus nobles et plus puissantes figures, non seulement de la Vétérinaire qui l'a formé, de la Médecine qui a amplement bénéficié de ses découvertes, mais de la Science Universelle.

Discours de M. le Professeur F. ARLOING.

Dresser à côté de CHAUVEAU physiologiste, la figure non moins grande de CHAUVEAU pathologiste et surtout pathogéniste, en face du créateur de la cardiographie camper le microbiologiste, tenter en quelques phrases trop brèves d'enfermer l'étendue et la richesse d'une œuvre développée et patiemment creusée pendant plus de cinquante années d'une vie féconde, après l'hommage et les lauriers de ses confrères et de ses élèves vétérinaires offrir à l'illustre maître le témoignage de l'admiration de ses collègues et de ses disciples de la Faculté de Médecine, est une lourde charge pour celui qui en a accepté le devoir.

Comment ne pas redouter d'être inférieur à sa tâche en une telle commémoration ? Comment ne pas éprouver une impression de petitesse en face d'un homme qui domine son Ecole et son époque ainsi qu'un chêne géant de la forêt française et dont la vie a pu être heureusement résumée en cette formule impressionnante, portrait vraiment saisissant : « CHAUVEAU a été le continuateur de JENNER, l'émule de Claude BERNARD et de PASTEUR. »

Je désirerais montrer ici l'inspiration, la genèse, les fruits et les conséquences scientifiques et pratiques des découvertes de CHAUVEAU en pathologie générale et microbienne et, sans laisser s'obscurcir l'indépendance de mon jugement par l'ardeur de mon admiration, je voudrais mettre en lumière leur rôle fondamental dans l'étude moderne des infections.

Je crains toutefois de mal répondre à votre attente, d'autant que ma crainte s'aggrave d'une profonde et bien légitime émotion. Aux souvenirs personnels d'un passé où le Maître m'accorda une affection vraiment paternelle s'ajoute la chère mémoire de son disciple préféré qu'il proclamait ici même son fils spirituel.

En cet instant, je vois revivre côte à côte entre ces murs où j'ai eu le bonheur de grandir, CHAUVEAU entouré de TOUSSAINT, de S. ARLOING, de CORNEVIN, de GALTIER, d'OLLIER, de BONDET, de GAYET, de LORTET et de tous ceux de qui sont faits le rayonnement de cette maison historique et la renommée de notre Faculté de Médecine.

⁂

Nous sommes en 1865. CHAUVEAU est depuis dix-sept ans sorti premier de l'Ecole d'Alfort. Depuis dix-sept années il s'est, par penchant naturel, par nécessité d'enseignement ou dans un but de recherche, surtout préoccupé de la structure anatomique de la machine animale, du jeu de ses organes. Il y a dix ans que l'anatomiste classique, laissant tomber le scalpel, s'est mué en physiologiste novateur et ingénieux, inscrivant sur le papier enfumé les graphiques du fonctionnement du cœur, des vaisseaux et des nerfs. Son nom est partout connu. CHAUVEAU va-t-il couper les ailes à son génie en l'enfermant dans le cercle même brillant d'un programme spécialisé ? Non, car il est aussi bien vétérinaire que physiologiste.

Façonné par ses Maîtres d'Alfort à l'étude du mécanisme de la vie, il a également appris à connaître les perturbations des fonctions et les symptômes des maladies.

A cet esprit profond et clair, il n'échappe pas que si, depuis Hippocrate pour l'homme et les anciens Hippiâtres pour les animaux domestiques, une sagace observation a amassé les trésors d'une symptomatologie précise et fouillée, l'erreur et l'ignorance sont maitresses de l'étiologie et de la pathogénie des maladies et surtout des infections.

Et pourtant... Depuis 1857, PASTEUR a triomphé de LIEBIG et vaincu, grâce à sa création de la méthode bactériologique, POUCHET et les tenants de la génération spontanée. Après DAVAINE et RAYER, DELAFOND, en 1860, a suivi à Alfort une nouvelle étape de la vie de cette bactéridie charbonneuse, le premier connu des microbes pathogènes. Les relations de cause à effet du microbe et de la maladie sont éclatantes. Pour CHAUVEAU, la démonstration est indiscutable; elle doit l'être aussi pour tous.

Malgré cela, l'Ecole vétérinaire de Lyon, au sein de laquelle il vit, rompant avec les anciennes traditions de BOURGELAT, son fondateur, sur la contagion de la morve et du farcin, malgré les travaux de SAINT-CYR, incline à la mode du jour et devient spontanéiste.

Les médecins, aussi bien et peut-être même plus que les vétérinaires, croient à l'éclosion spontanée des maladies sous l'influence d'un *quid divinum*, d'une *aura contagionis*.

CHAUVEAU s'indigne d'une telle hérésie. Une mission où il accompagne BOULEY en Angleterre dans l'été de 1865, lui offre les matériaux innombrables d'expériences sur les modes de contagion de la peste bovine. Le fait déterminant a surgi. La vérité s'impose impérieuse.

A son retour, le physiologiste est devenu pathologiste et surtout pathogéniste. CHAUVEAU a conçu et créé sa méthode de démonstration de la nature solide des virus, qu'il considérait comme les agents des maladies contagieuses.

Mais J.-B.-Augustin CHAUVEAU, avec sa formation vétérinaire, a vraiment développé la pathologie infectieuse expérimentale aux infinies conséquences et démontré le mécanisme des troubles des maladies microbiennes.

J'en commence la démonstration.

Et d'abord. Ce sont les agents des fermentations alcooliques acétiques, butyriques, les levures bienfaisantes, vinifiantes ou autres, les maladies des liquides détournés d'une orthotransformation fermentative par des pollutions microbiennes surajoutées qui, au début, intéressent Pasteur, surexcitent sa pensée, et l'acheminent vers l'étude des maladies des vers à soie.

Chauveau, vétérinaire, marche droit au but de son art : terrasser la maladie, l'éviter, sauver de la mort la victime de la contagion. C'est donc sur les virus incertains de la vaccine, de la morve, de la clavelée, de la rage, de la tuberculose que s'acharne d'emblée son ardente curiosité de pathologiste.

Chauveau rêve d'apporter sur les infections des précisions aussi serrées que sur les mouvements du cœur et de ses valvules. Ce n'est pas le physiologiste, mensurateur au centième de seconde de la vitesse de l'influx nerveux ou d'une pulsation cardiaque, qui pourra admettre comme on l'enseigne alors, que la contagion naturelle procède « tel un fantasque génie épidémique qui, les yeux bandés, comme la Fortune, la boîte de Pandore à la main, sème aveuglément du haut des airs la maladie sur les mortels ».

Le microbiologiste filtre, décante, dilue les émulsions de matière virulente vaccinale ou pesteuse, du claveau ou de la morve. Il inocule à la lancette l'animal réceptif qu'il choisit à bon escient, puisqu'il est vétérinaire, il numère au centimètre carré les inoculations positives ou négatives. Il injecte dans les veines, dans la trachée, dans les organes glandulaires à l'aide de la primitive seringue de Pravaz armée de la fameuse aiguille creuse, les produits infectieux diversement traités. Leur maniement lui est familier, car la maison de Bourgelat est la sienne, et il y a enseigné l'anatomie.

Il observe, note ses résultats dans des cahiers d'expériences dont je garde le dépôt sacré, dessine d'une pointe fine et précise comme sa vision des problèmes biologiques, les agents microbiens figurés présents au sein des lésions expérimentales. Il réfléchit, raisonne mathématiquement, pourrais-je dire, et conclut en 1866 : « Les maladies virulentes n'ont pas d'autres causes que la contagion, et celle-ci procède toujours d'un agent spécial, le virus, organisme ou organite que la spontanéité vitale est impuissante à créer de toute pièce. L'étude d'un tel agent peut être faite par les méthodes rigoureuses appliquées à l'histoire naturelle des êtres vivants. Soyons sûrs que la méthode expérimentale le déterminera bientôt. Ce sera le point de départ de recherches qui permettront peut-être d'opposer à chaque virus pernicieux un agent atténué de même famille jouant le rôle jusqu'à présent unique du virus vaccinal. »

Cela est grand et prophétique.

⁂

Continuons à parcourir l'œuvre du Maître pour en mesurer l'étendue et la portée.

Ayant montré que la différence entre la contagion par contact direct des maladies à virus fixe et la contagion médiate miasmatique des maladies à virus réputés volatils ne tenait pas à une différence radicale dans l'état physique de leurs agents morbides, mais à la richesse des lésions et des humeurs du malade en particules infectieuses abondamment disséminées dans les circumfusa, ayant établi que, pour ainsi dire, la contagion et ses modes se réduisent à une question de poids et mesures, CHAUVEAU étudia, dans une série d'expériences cruciales, la nature corpusculaire des virus.

Bien qu'assise à la porte de Vaise, dans son cirque verdoyant, presque conventuel, où s'amortissent les bruits de la ville, notre Ecole vétérinaire n'était point encore assez éloignée du centre médical d'alors que les discussions passionnées qui s'y déroulaient sur les relations de la vaccine et de la variole et les origines de la vaccine ne parvinssent jusqu'à CHAUVEAU.

Au cours des visites fréquentes que faisaient au laboratoire du physiologiste nos médecins lyonnais les plus éminents, CHAUVEAU apprenait de BONDET, de LORTET, de LAROYENNE, de DELORE, de REBATEL, les polémiques plus verbales que scientifiques qui mettaient aux prises des contradicteurs dont la subtilité ne suppléait pas l'ignorance.

Tournés vers le jeune Maître de la Pathologie infectieuse expérimentale, les disputeurs le prièrent d'arbitrer le débat, de le ramener sur son vrai terrain, de solutionner le problème. Ainsi fut constituée, sous les auspices de la Société des Sciences médicales, la fameuse Commission lyonnaise composée de MM. BONDET, DELORE, DUPUIS, GAILLETON, HORAND, LORTET, Paul MEYNET et VIENNOIS qui, sous la présidence de CHAUVEAU, trancha le litige.

Elle déclara : 1° la dualité de la vaccine et de la variole ; la variole humaine constitue une espèce morbide distincte de la vaccine ; 2° l'unité de la vaccine humaine, du horse-pox et du cowpox, trinité à virus unique ; 3° l'impossibilité de la transformation de la variole en vaccine dans l'organisme du bœuf ou du cheval et l'inexistence du variolo-vaccin. Toutes ces conclusions sont restées définitivement acquises à la Science, de même que la démonstration de ce que nous appelons aujourd'hui le dermotropisme du virus filtrant de la vaccine. Ce dermotropisme fut mis en lumière grâce à l'inoculation dans le sang de la pulpe vaccinale donnant lieu néanmoins à l'efflorescence pustuleuse cutanée.

Théoriquement importantes, ces constatations se doublèrent d'observations hautement pratiques.

Ainsi, l'organisme du cheval est bien réellement la patrie d'origine de la vaccine. Le horse-pox est le vaccin originel. Conséquence : si, dans un institut vaccinogène, le vaccin Jennerien s'étiole au cours de passages successifs de génisse à génisse, une transplantation sur les solipèdes cheval ou âne, le revigore. On ne risque donc plus de perdre le présent offert à l'humanité par l'immortel JENNER.

Autre point : CHAUVEAU étudia, avec BERTHET et JOSSERAND, les possibilités d'interinfection (syphilis, tuberculose) dans la vaccination humaine à la lancette de bras à bras. Il montra que le vaccin prélevé sur un cheval morveux risquait de transmettre à l'homme cette terrible maladie. La tuberculose étant exceptionnelle chez le veau et la morve inexistante, c'est le jeune bovin qui devait être choisi comme producteur de vaccin antivariolique.

⁂

Ces remarquables ouvrages étaient conçus, en 1865, au temps où Claude BERNARD donnait son introduction à la Médecine expérimentale.

Et il y a curieuse matière à réflexion dans cette simultanéité de la publication du livre célèbre et du développement d'un des premiers laboratoires de médecine expérimentale dans notre Ecole vétérinaire, là même où, en 1827, le futur législateur des Sciences biologiques alors âgé de 14 ans, venait apporter pour les animaux malades les drogues et la thériaque préparées dans une pharmacie de la grande rue de Vaise.

L'emprise de l'expérimentation sur la médecine et les médecins allait sans cesse grandissant. Par CHAUVEAU et grâce à lui, l'Ecole vétérinaire qu'il résumait se mêlait à la vie médico-chirurgicale lyonnaise. Les points de contact et de soudure entre les deux médecines se multipliaient. Notre Ecole, Messieurs, fournissait les moyens d'ajouter à l'enseignement médical et à l'observation clinique l'expérimentation biologique, gage assuré des progrès en médecine.

CHAUVEAU trouva ici même les éléments de sa formule connue dont le succès atteste la vérité : « Scientifiquement, il n'y a qu'une Médecine. »

Au surplus, le Maitre en prouva la réalité par des travaux inoubliables sur la tuberculose bovine et humaine, sur la pathogénie intime de la maladie infectieuse, sur l'immunité, sa création et ses formes, ainsi que sur les vaccinations préventives.

Vous m'accorderez, Messieurs, qu'un tel choix de sujets ajoute un trait bien caractéristique à la physionomie scientifique de CHAUVEAU et le classe pathologiste et non pas bactériologiste. Je résume ses nouvelles

⁂

En 1868, on s'élevait énergiquement contre les conclusions de l'illustre VILLEMIN sur la nature virulente, l'inoculabilité et la contagiosité de la tuberculose. Les adversaires objectaient que les cobayes et les lapins inoculés positivement avec les produits de la tuberculose humaine n'étaient pas sensibles naturellement à cette maladie et que l'introduction par effraction, à la lancette, de la matière tuberculeuse, créait un foyer d'inflammation chronique et une généralisation d'allure pyémique. Ce n'était point ainsi que pénétrait ce virus.

CHAUVEAU, pour sa démonstration expérimentale, choisit le bœuf spontanément sensible à la tuberculose. Il lui fit ingérer, ce qui equivalait à une pénétration par des voies naturelles et à travers des muqueuses saines, des produits tuberculeux de provenance bovine et humaine. La tuberculisation consécutive prouva la virulence pour le bœuf des tuberculoses humaine et bovine et, par voie de conséquence, l'identité des deux tuberculoses et la possibilité de la bacillisation de l'homme par les produits alimentaires, lait ou viande, issus d'animaux tuberculeux.

Ailleurs, et même peut-être ici, on a oublié trop souvent depuis, qu'à quelques pas de cet amphithéâtre, est née cette grande vérité scientifique, hygiénique et sociale de l'unité de la tuberculose et du danger que fait courir à l'homme la tuberculose des animaux.

Attaquée, elle est restée entière et triomphante après avoir été vigoureusement et savamment défendue par S. ARLOING contre Robert KOCH dans divers Congrès et spécialement à Washington, en 1908.

En somme, les expériences de CHAUVEAU ont, depuis 1872, servi de base aux règlements de police sanitaire et, par suite, assuré indirectement la défense de notre espèce contre cette source importante de contagion pour l'enfant, et même pour l'adulte.

⁂

Jusqu'alors, celui qui devint un puissant chef d'Ecole, groupant des élèves savants et nombreux, avait modestement travaillé solitaire. En son laboratoire, peut-être apparaissait-il à ses contemporains comme un prophète des temps nouveaux recevant dans l'isolement et les brumes de la recherche quelque table des lois de la Biologie moderne.

Mais, à l'éclair de son génie expérimental s'allument bientôt des vocations, et, de ce moment, CHAUVEAU associe à son œuvre des disciples éminents qui deviennent à leur tour des Maîtres.

J'arrive, Messieurs, à 1880, date fatidique dans la vie des sciences et, vous le direz avec moi, dans l'existence des collectivités et des individus. Cette année vit apparaître les vaccinations anti-infectieuses préventives, les premières depuis la découverte de JENNER restée unique.

Le 9 février 1880, PASTEUR utilisant une souche microbienne de choléra des poules isolée par TOUSSAINT, à Lyon, dans le laboratoire de CHAUVEAU, annonçait à l'Académie des Sciences qu'il avait pu, par le vieillissement des cultures du microbe découvert par PERRONCITO, atténuer la virulence de l'agent et le transformer en vaccin protégeant les volailles contre la maladie naturelle ou expérimentale.

CHAUVEAU, dont la prédiction de 1868 annonçait que la médecine pourrait un jour opposer à chaque virus un agent atténué jouant le rôle de vaccin, fut vivement intéressé par cette découverte.

Il dirigea son élève TOUSSAINT vers la vaccination anti-charbonneuse. Ce sujet s'était naturellement offert à leur sagacité de chercheurs travaillant auprès du berceau de la vétérinaire, le charbon étant la septicémie la plus typique et la plus obsédante des épizooties actuelles ou anciennes, ainsi qu'en témoignent les vieux auteurs et Virgile lui-même au troisième chant des Géorgiques.

A son tour, le 12 juillet 1880, TOUSSAINT déclarait, à la même tribune que PASTEUR, avoir réussi à prémunir le mouton contre le sang de rate en injectant sous la peau du sang charbonneux virulent atténué par chauffage à 55°. Malheureusement ces résultats ne furent pas confirmés dans leur intégralité et TOUSSAINT reconnut son erreur partielle.

Ils conduisirent néanmoins notre Ecole vétérinaire et CHAUVEAU à proposer une méthode rapide, graduée et précise pour l'atténuation des bactéries par la chaleur et leur transformation en vaccin.

CHAUVEAU continua la tâche que son élève n'était plus en état de poursuivre et entra d'un pas assuré dans cette grande question de l'atténuation des virus et de la production artificielle de l'immunité.

Dans cet ordre, la Science lui est redevable d'une critique expérimentale rigoureuse de l'influence du milieu nutritif et du rôle prépondérant de la chaleur dans l'atténuation du bacille du charbon. Il montra à PASTEUR combien elle prime l'action atténuatrice de l'oxygène qui n'agit que sous la pression de 13 atmosphères.

Ces études aboutirent à la préparation d'excellents vaccins anti-charbonneux.

Sous l'influence de leur Maître, S. ARLOING et CORNEVIN découvrirent le bacille du Charbon symptomatique, le Bacterium Chauvœi qu'ils lui ont dédié et dotèrent la pratique vétérinaire de la vaccination contre le Charbon symptomatique du bœuf.

Couronnant son lumineux édifice scientifique, CHAUVEAU, qu'on le veuille ou non et malgré que des traités classiques ne le mentionnent même pas, établit à cette époque trois grands principes généraux qui se trouvent à la base de la pathologie et de la thérapeutique modernes.

Parce que vétérinaire et pathologiste, CHAUVEAU savait que le sang de rate ne règne pas sur les ovins du littoral africain de la Méditerranée, contraste singulier avec la grande prédisposition de toutes les races de moutons français à la fièvre charbonneuse.

Il médita sur le fait et montra que, malgré la présence dans leurs pâturages du germe du charbon, les moutons algériens résistent à la contagion, parce que possesseurs d'une immunité naturelle héréditaire.

Sa communication au Congrès de l'Association française pour l'avancement des sciences, tenu à Alger, en 1881, eut un retentissement considérable.

Cette immunité naturelle défensive est due à des propriétés spéciales du sang maternel transmises à travers le filtre placentaire. La vaccination de la mère renforce l'immunité du produit. La substance immunisante est contenue dans le sérum sanguin; c'est la propriété mise en œuvre dans la sérothérapie préventive.

Second principe, Premier fait : après des inoculations à l'oreille de bactéridies très virulentes, le mouton peut périr avant la phase septicémique de la maladie. Second fait : la transfusion du sang charbonneux prélevé sur un mourant tue très rapidement l'animal sain récepteur, sans qu'il y ait septicémie.

La mort s'explique donc au cours des maladies infectieuses non par le mécanisme des embolies vasculaires microbiennes proposé par Toussaint, ou par l'asphyxie par soustraction de l'oxygène des tissus défendue par Pasteur.

Chauveau physiologiste mit en lumière par la pompe à mercure et l'analyse des gaz du sang l'erreur de ces conceptions.

La mort résulte d'une intoxication due aux poisons secrétés par les microbes.

Conséquence : aux poisons microbiens, il faut opposer, pour guérir, les antitoxines, que manie de nos jours la sérothérapie curative.

Troisième principe : l'immunité résulte de la présence dans l'organisme de substances ou de propriétés nouvelles. Cette théorie de l'addition de Chauveau ruina la théorie pastorienne de l'immunité par soustraction à l'économie des principes nutritifs indispensables à la pullulation des microbes pathogènes.

La découverte ultérieure des bactériolysines, des agglutinines des antitoxines et des anticorps en général confirma la conception de Chauveau qui s'adapte à tous les faits nouveaux, car tous la vérifient et aucun ne la contredit.

D'abord violemment attaqué, Chauveau vit Pasteur se rallier, en 1887, à la doctrine lyonnaise. Avec philosophie, Chauveau pouvait écrire de ses conclusions anciennes : « Elles font actuellement si bien partie du domaine public qu'on en oublie les origines et qu'on pourrait croire qu'elles comptent parmi leurs promoteurs ceux qui les ont, au début, le plus énergiquement combattues. »

Ces découvertes sont capitales. La vérité scientifique risque d'être ignorée des générations qui viennent, car les auteurs de certains traités classiques, exposant les faits, privent Chauveau de la gloire de leur paternité en ne citant pas leur auteur, ni leur naissance lyonnaise.

⁂

Je termine, Messieurs, en abrégeant l'exposé des travaux de bactériologie clinique appliquée, bien que particulièrement heureux dans leurs résultats et leurs applications salvatrices. Ils correspondent chronologiquement à l'époque où Chauveau professait depuis six ans déjà à la

Faculté de médecine, occupant une place de plus en plus prééminente parmi ses collègues lyonnais ainsi que dans la Science française et mondiale.

CHAUVEAU avait préfacé ses recherches de 1882 sur la septicémie puerpérale par des expériences sur la pyohémie, faites en 1872, desquelles il tirait la spécificité de l'agent pyohémique. Mais il ne connut point alors le streptocoque, ni le staphylocoque.

Aussi, en 1882, s'attacha-t-il avec ardeur à la détermination précise de l'agent de la fièvre puerpérale dont il avait suivi les terrifiants ravages à la maternité de la Charité, malgré les efforts héroïques de X. DELORE, de LAROYENNE et de FOCHIER pour la combattre.

CHAUVEAU identifia le streptocoque qu'il y rencontra avec le coccus en chaînette de PASTEUR et DOLÉRIS. Il montra qu'il n'était pas spécifique puisqu'il existait dans les plaies suppurantes et expliqua les formes cliniques variées de la fièvre du post-partum par les degrés variables de la virulence du streptocoque.

S. ARLOING collabora avec son Maître, en 1884, et compléta l'étude systématique du *micrococcus septicus puerperalis*.

Elle aboutit à des mesures rigoureuses d'asepsie pour les accoucheurs et les accouchées, ainsi qu'au traitement de l'infection utérine par les injections antiseptiques de sublimé au millième dont l'activité était augmentée par leur utilisation à la température de 39° à 40°. Un grand bienfait social et une plus grande sécurité pour les mères furent la récompense de leurs efforts.

Depuis ces travaux initiateurs, l'étude des suppurations a été poursuivie par MM. RODET, Jules COURMONT et JABOULAY.

Même genèse, mêmes prémices pour les recherches de CHAUVEAU et de S. ARLOING sur la septicémie gangreneuse ou gangrène gazeuse.

Son expérimentation de 1872 et de 1873 sur la nécrobiose et la gangrène avait fait connaître à CHAUVEAU qu'en dehors de tout apport microbien extérieur ou sans auto-infection latente, ces processus de destruction de tissus se font aseptiquement.

Avec S. ARLOING, le Maître s'orienta donc immédiatement vers une pathogénie microbienne. Il fallait saisir l'agent causal de cette redoutable gangrène gazeuse qui, par de véritables épidémies de salles, multipliait ses désastres dans les services chirurgicaux de Léon TRIPIER, d'OLLIER à l'Hôtel-Dieu, ainsi que dans nos autres hôpitaux.

Les auteurs prouvèrent que le vibrion septique de PASTEUR, germe anaérobie, connu du seul point de vue expérimental, engendrait l'infection gazeuse du blessé dans des conditions cliniques spéciales (anaérobiose, souillure terrienne, délabrement d'un traumatisme, tissus mortifiés).

Ils écrivirent en entier l'histoire du microbe (polymorphisme, effets variés des inoculations suivant les voies et les espèces animales, échelle de sensibilité des animaux et de l'homme exactement inverse de la sensibilité au *Bacterium Chauvœi* du Charbon symptomatique, etc..., etc...). Ils tentèrent l'immunisation par les toxines vibrionniennes poursuivie par RODET et Jules COURMONT, puis par CORNEVIN.

N'oubliant pas les sanctions pratiques, CHAUVEAU et S. ARLOING firent agir sur le microbe sporulé ou non divers antiseptiques dont l'hypochlorite de soude négligé, puis découvert récemment à nouveau.

Ils expliquèrent pourquoi cette complication subsistait malgré l'emploi de la méthode de LISTER et apprirent aux chirurgiens les moyens de s'en préserver. La destruction du vibrion septique et de ses spores nécessite la stérilisation des instruments dans un bain d'huile porté à 120°. La lutte qu'ils conduisirent rationnellement contre cette infection traumatique ou post-opératoire la fit rapidement disparaître des services chirurgicaux.

Je néglige d'autres travaux moins importants. Ceux-là montrent assez la trace lumineuse qu'ont laissé ces incursions sur le terrain de la pathologie et de la microbie.

⁂

Telle est l'œuvre que je croirais amoindrir en voulant la faire valoir davantage. La plupart des problèmes traités en biologie au siècle dernier ont été, tour à tour, examinés par CHAUVEAU dans son laboratoire qu'ont visité PASTEUR et LISTER. Sa production fait partie du patrimoine scientifique national et mondial.

A nous Lyonnais, qu'elle soit particulièrement précieuse et recueille notre profonde admiration et notre fidélité, car ce fils de l'Ile de France a trouvé, sur les rives de la Saône, les conditions propres à épanouir son génie.

Lyonnais, il a été selon son cœur. Selon ce cœur que le cerveau n'a point desséché et qui fut pour lui la cause des émotions les plus hautes et les plus profondes de la vie humaine, la source de belles et solides amitiés, d'intimités émouvantes, l'inspirateur de son dévouement et de sa bonté envers ceux qu'il avait élus.

C'est pendant sa vie lyonnaise qui le conduisit à sa soixantième année qu'il écrivit ses pages les plus célèbres, et réalisa ses plus belles découvertes.

Si, ne pouvant résister à l'appel de la route, il alla résider à Paris et y recueillir titres et honneurs, il ne s'en laissa jamais imposer par l'éclat de la capitale, chose certes admirable, mais dont les agréments, comme l'a dit La Bruyère, diminuent quelquefois si l'on s'en approche, comme ceux d'une perspective que l'on voit de trop près.

Il ignora l'admiration jalouse et l'attirance irraisonnée des lumières lointaines, pouvant d'ailleurs se suffire à lui-même. A ce déraciné, Paris ne fit jamais oublier la Province, surtout sa province lyonnaise.

Nous savons, en tous cas, ce qu'il nous a donné de gloire, et nous restons fidèles à ce grand homme dont le désir ardent a été de dormir parmi nous quand viendrait l'heure du repos qui, pour lui, semblait ne devoir jamais sonner.

Evoqué par son œuvre solide, précise, définitive, majestueuse, c'est le Maître lui-même à la tête léonine, à la crinière d'argent, au regard ferme et bon, à la carrure d'athlète, à la démarche que rien ne semblait pouvoir arrêter qui apparaît lui-même à l'appel de notre souvenir.

Nous le revoyons devant nous, Messieurs, plein de vigueur physique et intellectuelle, insensible à la fatigue, si largement sculpté que sur lui le Temps paraissait émousser sa faulx.

Pendant plus de trois quarts de siècle, il a été un des artisans de la Renommée de la Science française. Il a porté sur ses larges épaules la destinée de la Vétérinaire et l'a hissée sur les sommets. D'une pesée irrésistible, il a fait craquer une à une les cloisons qui retardaient la fusion scientifique complète de l'art de BOURGELAT et de la médecine en général.

Ce colosse de la recherche et de la découverte s'apparente aux plus grands et mérite le juste tribut d'admiration qui lui est rendu dans cet asile de l'expérimentation par les savants les plus éminents.

Si chaque grand homme tient à son temps et ne peut tenir qu'à son époque, suivant l'expression de Claude BERNARD, certains agissent étrangement sur le milieu ambiant qu'ils font réagir. La caractéristique de leur prééminence est d'être assez forte pour n'être jamais dominée par lui et de le modeler à leur guise. Ainsi fut-il de CHAUVEAU qui fonda l'Ecole expérimentale lyonnaise inspirée de sa doctrine, de sa méthode et de son enseignement.

S. ARLOING et ses élèves RODET, J. COURMONT, NICOLAS, P. COURMONT, LESIEUR et bien d'autres, se sont efforcés, dans un même amour de la recherche, de ne point démériter.

Héritier de la tradition paternelle, je ne cesserai jamais d'inspirer mes modestes efforts du grand souvenir qui plane toujours sur l'ancien laboratoire du Maître.

Le rôle universitaire de CHAUVEAU, sa part dans les origines et la fondation de sa chère Faculté de médecine, ainsi qu'il aimait à l'appeler, ne doivent pas être oubliés.

Pendant la période embryonnaire de notre Faculté, le Maître avait groupé autour de lui, outre ses élèves vétérinaires, des hommes appartenant aux disciplines les plus diverses de la médecine. Leurs noms viennent d'être déjà bien souvent cités. Il mit au service de leurs aspirations son autorité incontestée.

Tout existait donc en puissance quand parut le décret instituant la Faculté (1876). Ce décret cimentait par un lien officiel les éléments épars de notre groupement naturellement préparés à cette coalescence par des confraternités de recherches, des amitiés sincères et une foi commune dans le progrès scientifique par l'expérimentation.

La création de notre Faculté qui atteint cette année son premier cinquantenaire n'eut donc rien d'un phénomène spontané. Elle sortit du néant grâce au professeur Gailleton, maire de Lyon, qui sut obtenir du Conseil municipal les sacrifices nécessaires à sa fondation.

Mais sa transformation en institution d'Etat fut singulièrement facilitée par les excellentes relations de Chauveau avec le grand physiologiste Paul Bert. Ce savant de premier plan mit son influence politique au service de l'entreprise lyonnaise. On créa, pour Chauveau, la chaire de médecine expérimentale et comparée au titre-programme significatif.

A cette période de notre histoire, saluons à côté de Chauveau, Rollet, Ollier, Gailleton, B. Teissier, Gayet, Bondet, Lortet, les frères Tripier, Renaut, Lépine, Fochier et les maîtres éminents de qui la Faculté naissante reçut l'élan et ses premiers titres de noblesse.

Vétérinaire, médecin, physiologiste, bactériologiste, expérimentateur, Chauveau fut tout cela. Un mot résume les faces si diverses de son intelligence et de son savoir : ce fut un grand biologiste.

Sa gloire rayonne du plus pur éclat. Son nom est et restera attaché à l'étude des phénomènes vitaux les plus délicats et à la victoire de la Science sur l'Infection.

Donnons à ses enfants ici présents, auxquels nous unissent tant de liens affectueux, l'assurance qu'en cette Ecole où leur illustre père a vécu, enseigné et travaillé, son souvenir, son exemple et son effigie si artistiquement rendue par un statuaire éminent seront précieusement conservés.

Discours de M. BRETON,

Président du Syndicat national des Vétérinaires.

Au pied de ce monument élevé à la mémoire de l'homme qui a le plus illustré, en France, la science vétérinaire, j'apporte le tribut d'hommage de tous les vétérinaires français. En leur nom, je m'incline avec une émotion respectueuse, devant l'effigie du Maître qui, par ses immortels travaux de physiologie, par ses admirables recherches de pathologie expérimentale, se couvrit d'une gloire dont l'éclat rejaillit sur eux et acquit une autorité qu'il sut, en mainte circonstance, utiliser à leur avantage.

Pendant de longues années, Chauveau se consacra entièrement à la science qu'il cultivait avec passion. Mais lorsqu'il eut atteint aux plus hauts sommets de la hiérarchie administrative, l'Inspecteur général des Ecoles vétérinaires sut être vraiment le *Chef*, c'est-à-dire celui qui ordonne et qui dirige, mais aussi celui qui protège et qui défend.

A ce titre, il suivit avec un bienveillant intérêt les tentatives de nos groupements corporatifs en vue de l'amélioration des conditions de notre exercice professionnel. Et, lorsque la Fédération des Associations vétérinaires eut fixé ses assises à Paris, nous le vîmes, presque chaque année, assister à nos Congrès. Sa présence était pour nous un encouragement dont nous sentions le prix et son entrée dans la salle de nos séances était saluée d'acclamations enthousiastes. Nous lui savions gré de s'arracher au dur labeur qu'il devait poursuivre jusqu'aux derniers jours de sa longue existence pour venir vivre quelques heures avec nous. Dans ce milieu confraternel, où il retrouvait de vieux amis et de nombreux anciens élèves, il se sentait l'objet d'une vénération particulière. Sa physionomie grave et imposante s'éclairait d'un sourire, quand nous l'invitions à prendre place au Bureau, aux côtés des DARBOT, des LUCET, que notre confiance y avait appelés et qu'il honorait lui-même d'une affectueuse estime. Il consentait parfois à diriger nos débats et prenait une part active à la discussion, surtout lorsqu'elle portait sur la police sanitaire des animaux, sur l'organisation de l'inspection des viandes, sur les réformes de l'enseignement, sur la création du Doctorat vétérinaire.

Pour l'obtention de ce titre universitaire, il nous prêta le concours le plus précieux. Après avoir accepté la présidence de la Commission d'études, il remit lui-même au Ministre de l'Agriculture la lettre qui contenait l'exposé de nos revendications. Il appartenait à l'un de ses successeurs, M. l'inspecteur général LECLAINCHE d'en assurer le succès. Mais si CHAUVEAU ne vécut pas assez pour assister à la réalisation d'une réforme à laquelle il attachait comme nous le plus haut prix, nous avons le devoir d'affirmer qu'il en fut, avec son disciple préféré ARLOING, l'un des partisans les plus actifs. La considération qu'il s'était acquise dans les Assemblées scientifiques, sa notoriété mondiale, l'autorité qui s'attachait à ses paroles, la situation qu'il occupait dans les Conseils du Gouvernement ont été des facteurs puissants du succès qui devait, en 1923, couronner nos efforts.

Les vétérinaires ne l'ont pas oublié. Et si, devant ce monument qui doit perpétuer le souvenir de CHAUVEAU, j'apporte l'expression de leur admiration sincère, pour le Savant, j'y dépose aussi l'hommage de leur très vive gratitude pour le Maître, pour ce Patriarche professionnel qui a puissamment contribué, par son glorieux labeur et par ses interventions auprès des Pouvois publics, à leur assurer une meilleure place dans la Société.

J'ai encore un devoir à remplir à l'égard de CHAUVEAU, celui de le saluer au nom de ses compatriotes.

Le fils du maréchal-ferrant de Villeneuve-la-Guyard, devenu un grand savant, n'avait plus aucun lien maternel avec la coquette cité qui l'avait vu naître; mais il aimait à rappeler ses origines quand il rencontrait un Bourguignon de l'Yonne.

Comme Paul BERT, il témoignait de la sympathie à nos groupements parisiens et s'il ne s'intéressa pas activement à leur vie, il les honora parfois de sa présence.

Villeneuve a donné le nom de CHAUVEAU à l'une de ses rues pour perpétuer le souvenir du plus illustre de ses enfants.

Au nom de ses compatriotes, je m'incline respectueusement devant l'effigie du Maître.

Terminant la série des discours, M. HERRIOT rassemble ceux-ci en une gerbe étincelante qu'il dédie à la puissante mémoire de CHAUVEAU, à la piété affectueuse de sa famille et de ses disciples. L'orateur en tire la leçon profonde et émouvante.

Le discours du Ministre est suivi d'une ovation enthousiaste.

La cérémonie prend fin dans le sentiment unanime que l'Ecole de Lyon a trouvé dans cette grande solennité une fierté légitime et une forte assurance en ses destinées.

TOULOUSE, IMPRIMERIE J. BONNET, 2, RUE ROMIGUIÈRES.

www.ingramcontent.com/pod-product-compliance
Ingram Content Group UK Ltd.
Pitfield, Milton Keynes, MK11 3LW, UK
UKHW021530260726
13993UKWH00004B/1915